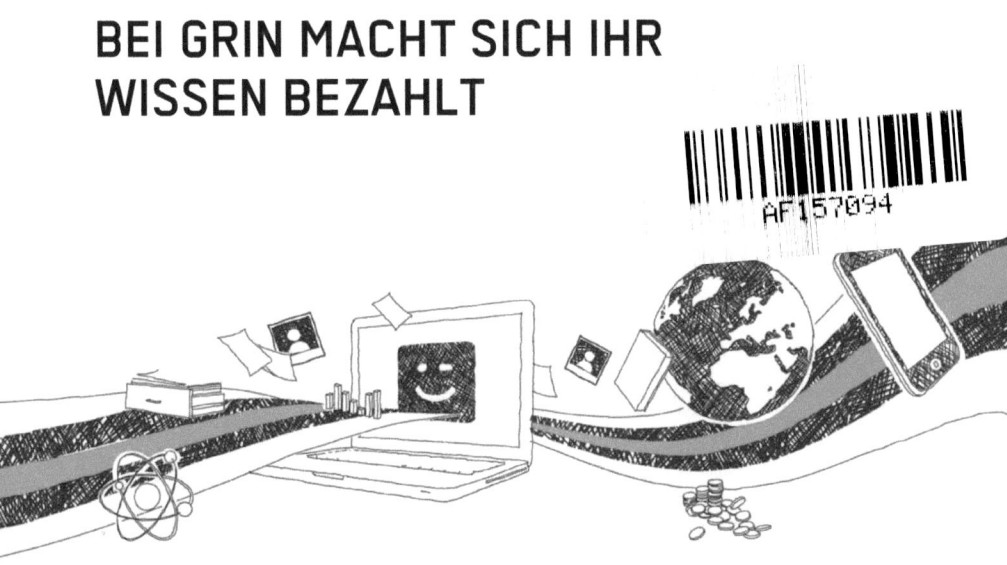
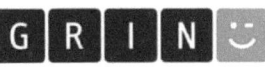

Maria Csallner

Krankheitsbild und Therapiemöglichkeiten der Schizophrenie

GRIN Verlag

Bibliografische Information der Deutschen Nationalbibliothek:

Die Deutsche Bibliothek verzeichnet diese Publikation in der Deutschen National-
bibliografie; detaillierte bibliografische Daten sind im Internet über http://dnb.d-
nb.de/ abrufbar.

Impressum:

Copyright © 2012 GRIN Verlag GmbH
Druck und Bindung: Books on Demand GmbH, Norderstedt Germany
ISBN: 978-3-656-95286-2

Dieses Buch bei GRIN:

http://www.grin.com/de/e-book/298816/krankheitsbild-und-therapiemoeglichkeiten-
der-schizophrenie

GRIN - Your knowledge has value

Der GRIN Verlag publiziert seit 1998 wissenschaftliche Arbeiten von Studenten, Hochschullehrern und anderen Akademikern als eBook und gedrucktes Buch. Die Verlagswebsite www.grin.com ist die ideale Plattform zur Veröffentlichung von Hausarbeiten, Abschlussarbeiten, wissenschaftlichen Aufsätzen, Dissertationen und Fachbüchern.

Besuchen Sie uns im Internet:

http://www.grin.com/

http://www.facebook.com/grincom

http://www.twitter.com/grin_com

Fachhochschule Kiel
Fachbereich Soziale Arbeit und Gesundheit

Hausarbeit

Schizophrenie – Krankheitsbild und Therapiemöglichkeiten

Seminar: Leben mit Verhaltensauffälligkeit und
psychischer Krankheit

Sommersemester 2012

Maria Csallner

Inhaltsverzeichnis

Einleitung

Das Wort Schizophrenie ist auch heute noch mit vielen Vorurteilen belastet. Für die meisten Menschen hat es eine abwertende Bedeutung. Mit der Schizophrenie assoziieren viele Menschen „Verrücktheit", „Geisteskrankheit" und „Irresein". Ein Teil der Bevölkerung denkt, dass Schizophrenie unheilbar ist, dass die Erkrankten mehrere Persönlichkeiten haben und unberechenbar und gefährlich sind. Das zeigt, dass der Bevölkerung nur wenig über diese Krankheit bekannt ist. Viele wissen nicht, was sich hinter der Schizophrenie verbirgt. Die Krankheit ist mehr als nur Verfolgungswahn oder verrückte Dinge sagen. Sie ist eine schwere psychiatrische Erkrankung, die sehr vielfältig in ihren Erscheinungsformen ist. Dadurch ist die Krankheit nur schwer zu verstehen.

Gegenstand meiner Hausarbeit ist es einen Überblick über das Krankheitsbild der Schizophrenie und deren Therapiemöglichkeiten zu geben. Auch ich wusste anfangs sehr wenig über diese Erkrankung. Durch die Veranstaltung „Leben mit Verhaltensauffälligkeit und psychischer Krankheit" im Rahmen des Studiums wuchs mein Interesse, mehr über die Schizophrenie zu erfahren. Ich habe mich vor allem mit den Symptomen, Ursachen und Therapiemöglichkeiten auseinander gesetzt. Da die Schizophrenie aber ein sehr komplexes Krankheitsgeschehen darstellt und sowohl in der Ausprägung der Symptome als auch in ihrem Verlauf sehr unterschiedlich sein kann, sind einige aufgeführte Inhalte nur umrissen worden.

Allgemeiner Teil
Definition

Schizophrenie wird der Gruppe der endogenen Psychosen zugeordnet. Psychosen sind schwere psychiatrische Erkrankungen, bei denen eine Störung des Realitätsbezuges vorliegt. Bei endogenen Psychosen stehen gravierende Veränderungen des Erlebens, des Verhaltens und der kognitiven Funktionen des Betroffenen im Vordergrund, die auf innerpsychische Prozesse zurück zu führen sind. (vgl. Fröhlich-Gildhoff 2011, S. 680) „Nicht das Wesen oder die Persönlichkeit des Betroffenen hat sich verändert, sondern seine Wahrnehmung und Beurteilung der Umwelt ist durch die Erkrankung beeinflusst" (Klingberg u.a. 2005, S. 16). „Die Klarheit des Bewusstseins und die intellektuellen Fähigkeiten (…)" (ICD-10; Dilling u.a. 2005, S.103) sind bei der Schizophrenie nicht beeinträchtigt.

Wörtlich bedeutet Schizophrenie „gespaltenes Bewusstsein". Sie ist keine einheitliche Erkrankung. Es gibt unterschiedliche Erscheinungsformen, Verläufe und Ursachen. Daher wird auch von den Schizophrenien oder dem schizophrenen Formenkreis gesprochen. (vgl. Klingberg u.a. 2005, S. 55) Der Begriff „Schizophrenie" kennzeichnet eine „mangelhafte Einheit, eine Zersplitterung und Aufspaltung des Denkens, Fühlens und Wollens und des subjektiven Gefühls der Persönlichkeit" (Bleuler 1972, S. 391). Er sollte „die Dissoziation im inneren Erleben und die Entfremdung zwischen dem betroffenen Menschen und seiner Umwelt ausdrücken" (Hell u.a. 2007, S. 99).

Historisches

Der Begriff „Schizophrenie" wurde 1911 von Eugen Bleuler eingeführt. Die Krankheit gibt es allerdings schon wesentlich länger. Morel bezeichnete das „Syndrom eines bösartigen intellektuellen Abbaus" bei jungen Menschen als Demence precocoe. Dies bedeutet vorzeitige Verblödung. Im Jahre 1871 nannte Hecker ein ähnliches, in der Pubertät auftretendes Krankheitsbild Hebephrenie. Kahlbaum entdeckte 1874 ein Syndrom, bei dem es zu einer Bewegungsstarre kam, die nicht von einer Nervenkrankheit verursacht wurde. Dies nannte er Katatonie bzw. Spannungswahnsinn. Emil Kraepelin fasste die Symptomgruppe der drei genannten Begrifflichkeiten 1896 unter dem Namen Dementia praecox (vorzeitige Verblödung) zusammen. Jedoch hat das Krankheitsbild nichts mit einem organischen Hirnabbau gemeinsam und tritt auch nicht immer in frühen Lebensjahren auf. Aus diesem Grund nannte Bleuler diese Krankheit Spaltungsirresein bzw. Schizophrenie, denn die Erkrankung ist von einer Spaltung des Bewusstseins und der Persönlichkeit geprägt. (Vgl. Vetter 2007, S. 213f)

Epidemiologie

„Nationale und internationale Daten belegen, dass 1 % der Bevölkerung wenigstens einmal im Leben an einer schizophrenen Psychose erkrankt" (Vetter 2007, S. 215). Das klingt erst einmal recht wenig, allerdings stellen „ in den psychiatrischen Krankenhäusern (…) die Schizophrenen einen großen Teil der Patienten dar. Unter den dauernd Hospitalisierten machen Schizophrene zwei Drittel der Gesamtpatientenzahl aus." (Vetter 2007, S. 15) Eine Schizophrenie tritt also gar nicht so selten auf. 1 % klingt zwar wenig, aber das heißt, dass einer von hundert Erwachsenen daran erkrankt. „Sie ist so häufig wie die insulinpflichtige Zuckerkrankheit" (Finzen 2011, S. 25).

Die Erkrankung kann in jedem Alter auftreten, jedoch sind die Wahrscheinlichkeiten in den einzelnen Lebensjahren mal größer und mal kleiner.

So erkranken ungefähr 80 % vor dem 40. Lebensjahr und danach beginnt nur noch bei 18 % eine Schizophrenie. Lediglich 2 % erkranken vor dem 14. Lebensjahr. Am häufigsten (etwa 55 %) tritt eine Schizophrenie zwischen der Pubertät und dem 30. Lebensjahr auf. (vgl. Vetter 2007, S.215)

Frauen sind etwas häufiger betroffen als Männer. Sie erkranken allerdings durchschnittlich später. (vgl. Dilling u.a. 2001, S. 99) „Für Männer liegt das größte Risiko, erstmalig an Schizophrenie zu erkranken, zwischen 15 und 25 Jahren, bei Frauen zwischen 25 und 35 Jahren" (Vetter 2007, S. 215).

Schizophrenien kommen in allen Teilen der Welt in vergleichbarer Häufigkeit vor (vgl. Dilling u.a. 2001, S. 99).

Klassifikation nach ICD-10

Zur Klassifizierung psychischer Störungen werden die heute gültigen diagnostischen Klassifizierungssysteme DSM-IV der American Psychiatric Assocation und ICD-10 der Weltgesundheitsorganisation herangezogen. Im Folgenden soll es um die Klassifizierung nach dem ICD-10 gehen. Unter dem Kapitel V F2 sind die psychischen Störungen Schizophrenie, schizotype und wahnhafte Störungen zusammengefasst.

Im ICD-10 werden die allgemeinen Kriterien für die Diagnose, der Verlauf und die Untertypen der Schizophrenie klassifiziert.

In der nachfolgenden Tabelle sind die diagnostischen Kriterien dargestellt (Abb. 1):

Diagnostische Kriterien nach ICD-10

Mindestens ein eindeutiges Symptom der Gruppen 1–4 (zwei oder mehr, wenn weniger eindeutig):

1. Gedankenlautwerden, -eingebung, -entzug, -ausbreitung
2. Kontroll- oder Beeinflussungswahn, Gefühl des Gemachten bezüglich Körperbewegungen, Gedanken, Tätigkeiten oder Empfindungen, Wahnwahrnehmungen
3. kommentierende oder dialogische Stimmen
4. anhaltender, kulturell unangemessener oder völlig unrealistischer Wahn (bizarrer Wahn)

oder

Mindestens zwei Symptome der Gruppen 5–8:

5. anhaltende Halluzinationen jeder Sinnesmodalität, täglich während mindestens eines Monats
6. Gedankenabreißen oder -einschiebungen in den Gedankenfluss, bis hin zur Zerfahrenheit
7. katatone Symptome wie Erregung, Haltungsstereotypien, Negativismus oder Stupor
8. negative Symptome wie auffällige Apathie, Sprachverarmung, verflachte oder inadäquate Affekte

Dauer: Die Symptome müssen fast ständig während eines Monats oder länger deutlich vorhanden sein.

Abb. 1 Diagnostische Kriterien nach ICD-10
Quelle: www.medizin-medien.at/mm/mm012/icd_10_schizo.jpg

Um Schizophrenie zu diagnostizieren ist mindestens ein Symptom aus der Gruppe 1-4 oder mindestens 2 Symptome aus der Gruppe 5-8 erforderlich. Außerdem müssen die Symptome während eines Monats fast ständig vorhanden sein. (vgl. ICD-10; Dilling u.a. 2005, S.105) Die einzelnen Symptome werde ich im Kapitel 4 ausführlich erläutern.

Aufgrund der vielen unterschiedlichen Ausprägungen der Symptome wurde die Schizophrenie in Unterformen klassifiziert. Diese werde ich im Folgenden näher erläutern.

Paranoide Schizophrenie (F20.0)

Die paranoide Schizophrenie ist die häufigste Form der schizophrenen Psychosen. Beherrscht wird das klinische Bild von dauerhaften Wahnvorstellungen, welche meist begleitet werden von akustischen Halluzinationen und anderen Wahrnehmungsstörungen. So leidet der Betroffene zum Beispiel unter Verfolgungswahn oder er hört Stimmen, die ihn bedrohen oder Befehle geben. (vgl. ICD-10; Dilling u.a. 2005, S. 106) „Weitere schizophrene Symptome – insbesondere formale Denkstörungen, negative oder katatone Symptome – sind bei dieser Form häufig ebenfalls nachweisbar, stehen aber nicht im Vordergrund des klinischen Bildes" (Deister u.a. 1998, S. 83). Die paranoide Schizophrenie verläuft entweder episodisch mit teilweiser oder vollständiger Remission oder chronisch (vgl. ICD-10; Dilling u.a. 2005, S.107).

Hebephrene Schizophrenie (F20.1)

Bei der hebephrenen Schizophrenie stehen die affektiven Veränderungen im Vordergrund. Der Betroffene verhält sich verantwortungslos unvorhersehbar. Er ist ziel- und planlos. Seine Stimmung ist flach und unpassend. So schneidet er Grimassen und kichert vor sich hin. Sein Denken ist ungeordnet und seine Sprache weitschweifig und zerfahren. (vgl. ICD-10; Dilling u.a. 2005, S.106) „Charakteristisch für diese Psychose sind vor allem der rasche Wandel zwischen psychotisch-unangepaßtem (!) und normal-angepaßtem (!) Verhalten (…). Diese Kranken sind oft flegelhaft, albern, unverschämt und distanzlos, dann wieder höflich, einsichtig und hilfsbereit." (Bondy 1997, S.50) Die Hebephrenie beginnt meist in der Pubertät und entwickelt sich sehr schnell, so dass sie eine schlechte Prognose hat. (vgl. ICD-10; Dilling u.a. 2005, S.107f)

Katatone Schizophrenie (F20.2)

Die katatone Schizophrenie wird von psychomotorischen Störungen beherrscht, welche „zwischen Extremen wie Erregung und Stupor oder zwischen Befehlsautomatismus und Negativismus alternieren können" (ICD-10; Dilling u.a. 2005, S. 108). Diese Form der Schizophrenie verläuft akut und beginnt sehr plötzlich. Zu den vorherrschenden Symptomen gehören Erregung, Unruhe, Aggressivität, Gereiztheit und Erstarrung. Der Verlauf ist allerdings günstig, da die Dauer der einzelnen Krankheitsphasen relativ kurz ist und die Symptome gut auf die Medikamente ansprechen. (vgl. Bondy 1997, S. 47)

Undifferenzierte Schizophrenie (F20.3)

Der undifferenzierten Schizophrenie werden die Patienten zugeordnet, die zwar die Kriterien für eine Schizophrenie erfüllen, aber die aufgrund zu vieler oder nicht ausreichender Symptome keiner bestimmten Unterform zugeordnet werden können (vgl. ICD-10; Dilling u.a. 2005, S. 110).

Postschizophrene Depression (F20.4)

Eine postschizophrene Depression kann diagnostiziert werden, wenn der Betroffene in den letzten 12 Monaten unter einer Schizophrenie gelitten hat, einige Symptome noch vorhanden sind, welche aber nicht im Vordergrund stehen und wenn er länger anhaltende depressive

Symptome hat (vgl. ICD-10; Dilling u.a.2005, S. 110). Die „affektive Symptomatik muss so ausgeprägt sein, daß (!) sie mindestens die Kriterien für eine leichte depressive Episode erfüllt (Deister u.a. 1998; S. 86f).

Schizophrenes Residuum (F20.5)

Das schizophrene Residuum ist durch „langandauernde, jedoch nicht notwendigerweise irreversible negative Symptome charakterisiert" (ICD-10; Dilling u.a. 2005, S. 111). Um diese Form zu diagnostizieren müssen zu einem früheren Zeitpunkt die allgemeinen Kriterien einer Schizophrenie erfüllt gewesen sein (vgl. Deister u.a. 1998, S. 87).

Schizophrenia simplex (F20.6)

Die Schizophrenia simplex ist eher selten und schwer zu diagnostizieren. Die Diagnosestellung wird nicht empfohlen. Charakteristisch für die Schizophrenia simplex ist ein deutlicher Interessenverlust, eine Untätigkeit und sozialer Rückzug der Betroffenen. (vgl. ICD-10; Dilling u.a. 2005, S. 112) „Die Krankheit verläuft langsam fortschreitend und führt zum völligen ‚Versanden' der Persönlichkeit" (Bondy 1997, S. 48).
Im ICD-10 werden noch die Unterformen ‚sonstige Schizophrenie' (F20.8) und ‚nicht näher bezeichnete Schizophrenie' (F20.9) aufgeführt, welche aber nicht erläutert wurden.

Symptomatik

Es gibt viele verschiedene Symptome, die eine Schizophrenie kennzeichnen. Welche erfüllt sein müssen, um eine Schizophrenie zu diagnostizieren wurden im Kapitel 3 aufgezeigt. All die verschiedenen Symptome treten jedoch nie gemeinsam zur gleichen Zeit bei einem Kranken auf (vgl. Finzen 2011, S. 66). Welche Symptome vorherrschen, hängt auch von der jeweiligen Form der Schizophrenie ab.

Bei der Beschreibung der einzelnen Symptome orientiere ich mich an der Einteilung nach Eugen Bleuler. Ich möchte aber darauf hinweisen, dass es auch andere Einteilungsmöglichkeiten gibt. So teilt Kurt Schneider die Symptome in 1. und 2. Ranges ein (Abb. 2), im Gegensatz zu Eugen Bleuler, der eine Einteilung in Grundsymptome und akzessorische Symptome vornimmt. Eine andere Einteilungsmöglichkeit wäre in Positiv- und Negativsymptome.

Bei den Positivsymptomen kommt etwas zu dem üblichen Erleben hinzu, es besteht ein Mehr an Erleben und bei den Negativsymptomen fehlt etwas, es besteht ein Weniger an Erleben (vgl. Klingberg u.a. 2005, S. 15).

Abnorme Erlebnisweisen	Symptome 1. Ranges	Symptome 2. Ranges
Akustische Halluzinationen	Dialogische Stimmen, kommentierende Stimmen (imperative Stimmen), Gedankenlautwerden	Sonstige akustische Halluzinationen
Leibhalluzinationen	Leibliche Beeinflussungserlebnisse	Koenästhesien im engeren Sinne
Halluzinationen auf anderen Sinnesgebieten	–	Optische, olfaktorische, gustatorische Halluzinationen
Schizophrene Ich-Störungen	Gedankeneingebung, Gedankenentzug, Gedankenausbreitung, Willensbeeinflussung	–
Wahn	Wahnwahrnehmung	Einfache Eigenbeziehung, Wahneinfall

Abb. 2 Symptome 1. und 2. Ranges nach Kurt Schneider (Dilling 2001, S. 102)

Grundsymptome

Zu den Grundsymptomen, welche in fortgeschrittenen Fällen immer zu beobachten sind, zählen Formale Denkstörungen, Störungen der Affektivität, Ich-Störungen, Ambivalenz und Autismus (vgl. Bleuler 1972, S.392).

Formale Denkstörungen

„Formale Denkstörungen sind Störungen des Gedankenablaufs, die sich sowohl im subjektiven Erleben als auch in seinen sprachlichen Äußerungen auswirken" (Deister u.a. 1998, S. 64). Das Denken des Schizophrenen ist unklar, sonderbar, bizarr und verschroben. Bei starker Ausprägung versteht der Zuhörer nicht mehr, was der Schizophrene eigentlich sagen will. (vgl. Bleuler 1972, S. 392) Das Denken ist zerfahren und der logische Zusammenhang fehlt, so dass die Äußerungen unsinnig wirken (vgl. Bondy 1997, S. 19). Auch kann es dazu kommen, dass der Gedanke ohne jeden Grund plötzlich und unvermittelt, zum Beispiel mitten in einem Satz oder Wort, abreißt. Dies nennt man Sperrung, welche der Kranke als „Gedankenentzug" erleben kann. Einen flüssigen Gedankengang erlebt er als „Gedankendrängen". (vgl. Bleuler 1972, S. 44) „Subjektiv empfindet der Schizophrene die Veränderung seines Denkens sehr oft: das Denken wird ihm fremd, als ob es nicht mehr ihm selbst zukäme; die Gedanken werden ihm, wie er meint, aufgezwungen oder sie laufen automatisch ab" (Bleuler 1972, S.44). Wenn der Schizophrene auf eine ihm gestellte Frage nicht eingeht oder sie inhaltlich nicht beantwortet, nennt man das Vorbeireden. Die Gedanken des Kranken können schleppend und mühsam sein. Sein Gedankengang ist dann verlangsamt und verzögert. Aber es kann auch sein, dass ihn viele Einfälle und Gedanken überstürzen. (vgl. Deister u.a. 1998, S. 65) Begriffe können sich in ihrem Sinn verändern, verbinden oder verdichten. So bildet der Kranke ganz neue Wörter oder setzt verschiedene Begriffe zusammen. So wird aus traurig und grausig = trausig. (vgl. Finzen

2011, S. 69) Hier wird deutlich, dass der Schizophrene nicht gedankenarm ist, sondern denkerisch tätig ist und über eine Fülle von Begriffen verfügt (vgl. Bleuler 1972, S.44).

Störungen der Affektivität

Die Affektivität umfasst die Gefühlswelt eines Menschen. So erleben wir Lust, Unlust, Freude, Trauer und Liebe. Wir teilen unseren Mitmenschen unsere Gefühle mit Mimik, Gestik und Stimme mit. Bei schizophren Erkrankten ist dies ganz anders. Sie können schnell gereizt oder überempfindlich reagieren. Sie gelten als launisch. So können sie in einem Moment wütend sein und dann sofort wieder absolut freundlich. Ihre Gefühläußerungen haben meist keinen Bezug zur Realität. (vgl. Bondy 1997, S. 34) Charakteristisch ist der „Verlust der affektiven Modulationsfähigkeit, die affektive Steifigkeit" (Bleuler 1972, S. 397). Dies liegt vor, wenn man mit einem Schizophrenen über verschiedene Themen spricht, aber keine Änderung des Affektes bemerkt.

Die qualitative Veränderung des Affektes nennt man Parathymie. Hierbei widersprechen Mimik, Gestik und Stimme dem Gesagten. So berichtet ein Schizophrener zum Beispiel unter lachen, dass seine Mutter verstorben ist. Die Affekte und Äußerungen passen nicht mehr zusammen. Sie haben ihre Einheit verloren. (vgl. Bondy 1997, S. 35) „Außerdem haben die Affektäußerungen gewöhnlich etwas Unnatürliches, Übertriebenes oder Schauspielerisches" (Bleuler 1972, S. 397). Ein Zeichen für eine Schizophrenie ist auch der „Defekt des gemütlichen Rapportes". Dies bedeutet, dass der Betroffene nicht auf die Affekte von gesunden Menschen reagiert. (vgl. Bleuler 1972, S. 397) Die Schizophrenen sind sich ihrer Gefühlsarmut bewusst und leiden sehr darunter (vgl. Bondy 1997, S.36).

Ich-Störungen

Die Persönlichkeit des Schizophrenen verändert sich. Er erlebt die Eindrücke seiner Umwelt intellektuell und emotional auf eine ganz neue Art. Er spürt, dass ihm die Außenwelt fremd geworden ist. Aber auch hat er das Gefühl einer Depersonalisation. Das bedeutet, dass auch er selbst sich fremd erscheint. Seine Gedanken kann er nicht mehr frei lenken und sein Körper kommt ihm verzerrt und verstümmelt vor. Er ist nicht mehr er selbst. Der Schizophrene denkt, er sei versteinert, besessen, verzaubert, hypnotisiert und ferngelenkt. Die Begrenzung des eigenen Ichs gegenüber anderen Menschen und Dingen kann sich bei dem Kranken verwischen. So identifiziert er sich zum Beispiel mit einer anderen Person oder sogar mit einem Stuhl. (vgl. Bleuler 1972, S. 401) „Personenveränderungen der verschiedensten Art werden oft nicht nur durch Haltung und Benehmen markiert, sondern gelegentlich auch durch eine andere Sprache" (Bleuler 1972, S. 402).

Ambivalenz

Bei der Ambivalenz erlebt der Betroffene gleichzeitig gegensätzliche Gefühlsregungen. So liebt und hasst er nebeneinander. Diese beiden unvereinbaren Gefühle beeinflussen sich gegenseitig nicht. Sie können beziehungslos nebeneinander bestehen. Eine Erscheinung der Ambivalenz ist zum Beispiel das gleichzeitige Lachen und Weinen. (vgl. Bleuler 1972, S. 399) Die Ambivalenz beschränkt sich aber nicht nur auf das Gefühlsleben eines Menschen, sondern auch auf seine Handlungen. Er ist hin- und hergerissen für welches der zwei Strebungen er sich entscheiden will. (vgl. Bondy 1997, S. 37)

Autismus

Beim Autismus verliert der Betroffene den Kontakt zur Wirklichkeit. Er zieht sich zurück und lebt in seiner eigenen Welt voller Wunscherfüllungen und Verfolgungsideen. Er wirkt von der Umwelt abgekapselt und in schweren Fällen lässt er sich gar nicht mehr aus seiner Traumwelt herausreißen. In leichteren Fällen, können die Betroffenen die beiden Welten auch bewusst auseinander halten. Beide Welten sind für sie aber Wirklichkeit. (vgl. Bleuler 1972, S. 400)

Akzessorische Symptome

Die akzessorischen Symptome treten im Gegensatz zu den Grundsymptomen nur gelegentlich auf. Zu ihnen gehören: Wahn, Halluzinationen und katatone Symptome.

Wahn

„Wahnideen sind unrichtige Vorstellungen, die nicht aus zufälliger Unzulässigkeit der Logik, sondern aus einem inneren Bedürfnis heraus geschaffen worden sind" (Bleuler 1972, S. 46). Der Schizophrene stellt sich in den Mittelpunkt seiner Überzeugung. Er hat kein Bedürfnis den Wahrheitsgehalt seiner Überzeugung an der Wirklichkeit zu überprüfen, denn er weiß, dass seine Überzeugung der Realität entspricht. (vgl. Bleuler 1972, S. 46) Die häufigste Form ist der Verfolgungswahn. Der Kranke denkt hierbei, dass sich alle gegen ihn verschworen haben. Er ist überzeugt, von seiner Umwelt bedroht, beleidigt, oder verspottet zu werden. (vgl. Deister u.a. 1998, S. 60) Ein Artikel in der Zeitung oder eine Nachricht aus dem Radio sollen dem Schizo-phrenen etwas mitteilen. Er fühlt sich beobachtet und bezieht alle Vorkommnisse auf sich. Er ist sich sicher, dass man ihm Schaden zufügen will. (vgl. Bondy 1997, S. 23) Der Verfolgungs-wahn entspringt meist aus einem Beziehungswahn. Hier hat alles Geschehene Beziehung zum Kranken. Der Betroffene denkt, dass zum Beispiel ein Gewitter oder ein Krieg nur wegen ihm geschieht. (vgl. Bleuler 1972, S. 407) Weiterhin gibt es noch andere Formen des Wahns, die allerdings seltener vorkommen. So ist der Schizophrene bei dem Größenwahn davon überzeugt, dass er ein besonderes Talent hat, mit dem er alle anderen übertrifft. Zum Beispiel denkt der Kranke er wäre Gott. (vgl. Deister u.a. 1998, S. 61) Beim Liebeswahn ist der Kranke sicher, eine andere Person, zum Beispiel eine Berühmtheit, wäre in ihn verliebt. Der Liebeswahn tritt allerdings häufig in Verbindung mit dem Verfolgungswahn auf. (vgl. Bondy 1997, S. 27) Wenn der Betroffene glaubt, sein Partner betrügt und hintergeht ihn, obwohl das Gegenteil bewiesen wurde, handelt es sich um den Eifersuchtswahn. Beim hypochondrischen Wahn ist der Be-troffene der Überzeugung, sehr krank zu sein. Ein Schizophrener, der unter dem Versündigungswahn leidet, glaubt ohne Grund ein schweres Verbrechen begangen zu haben.

Beim Verarmungswahn ist die Lebensexistenz des Betroffenen bedroht, sodass er glaubt, er müsse verhungern. (vgl. Deister u.a. 1998, S. 61f)

Halluzinationen

Halluzinationen sind Sinnestäuschengen, ohne das es einen äußeren Reiz dafür gibt. In einer Halluzination hört, sieht, schmeckt, spürt und riecht man Dinge, die in der äußeren Welt gar nicht vorhanden sind. Für den Schizophrenen sind diese Halluzinationen allerdings Wirklichkeit. Am häufigsten treten die akustischen Halluzinationen auf. Der Betroffene hört hierbei Geräusche, wie Stimmen, Schritte oder Ähnliches. Die eigenen Gedanken werden laut oder eine Stimme gibt dem Kranken Befehle. Es kommt aber auch vor, dass sie freundliche Stimmen hören, denen sie gerne zuhören. (vgl. Finzen 2011, S. 79) Auch Körperhalluzinationen treten häufig auf. Die Kranken beschreiben, wie sie geschlagen werden oder wie ihnen die Leber umgedreht wird. Jeder Körperteil kann von dieser Halluzination betroffen sein. (vgl. Bondy 1997, S. 30) Seltener sind optische, Geruchs- und Geschmackshalluzinationen. Diese stehen meist im Zusammenhang mit dem Verfolgungswahn. So sieht der Kranke zum Beispiel dunkle Hände aus der Wand kommen oder riecht und schmeckt das Gift, welches man versucht hat ihm unter das Essen zu mischen. (vgl. Bondy 1997, S. 31) Die Betroffenen können ihren Halluzinationen nicht ausweichen. Sie sind ständige Begleiter, die eine immerwährende Auseinandersetzung erfordern. (vgl. Finzen 2011, S. 80)

Katatone Symptome

Katatone Symptome sind Störungen der Psychomotorik, welche von dem katatonen Stupor auf der einen Seite und von dem katatonen Erregungszustand auf der anderen Seite gekennzeichnet sind. Charakteristisch für den Stupor ist die Bewegungslosigkeit des Betroffenen. (vgl. Finzen 2011, S. 80) In diesem Zustand spricht, isst, trinkt oder rührt sich der Kranke nicht. Allerdings nehmen die Betroffenen in dieser Zeit wahr, was in ihrer Umwelt passiert. (vgl. Bondy 1997, S. 38) Beim katatonen Erregungszustand leidet der Kranke unter einer kaum beherrschbaren psychomotorischen Unruhe. Diese ist oft mit Aggressivität und zerstörerischen Impulsen verbunden. (vgl. Finzen 2011, S. 81) Zu den katatonen Symptomen gehören auch Stereotypien, Negativismus und Befehlsautonomie. Bei den Stereotypien handelt es sich um gleichförmige Wiederholungen von Worten, Bewegungen oder Handlungsabläufen. Beim Negativismus tun die Betroffenen immer genau das Gegenteil von dem, was von ihnen verlangt wurde. Bei der Befehlsautonomie hingegen tuen die Kranken genau das, was von ihnen verlangt wird. Diese Befehle werden auch gegen den eigenen Willen ausgeführt. Es ist ein blinder Gehorsam gegenüber der Aufforderung zur Handlung. (vgl. Bondy 1997, S. 39f) Die katatonen Symptome sind, abgesehen vom Stupor und Erregungszustand, nicht mehr so bedeutend wie früher. Durch die heutigen Möglichkeiten der Frühbehandlung entwickeln sich diese Symptome eher selten. (vgl. Finzen 2011, S. 80)

Ursachen

Trotz intensiver Untersuchungen möglicher Ursachen und einer Vielfalt an Theorien und Konzepten ist die Ursache schizophrener Psychosen bis heute nicht bekannt. Klar wurde allerdings, dass nicht ein einzelner Faktor für die Entstehung der Schizophrenie verantwortlich ist, sondern ein komplexes Zusammenwirken verschiedener Faktoren. (vgl. Deister u.a. 1998, S. 33) Aus allen Forschungsergebnissen ging hervor, dass die Betroffenen empfindsamer gegenüber Innen- und Außenreizen sind (vgl. Finzen 2011, S. 121). Ich werde im Folgenden die einzelnen Bereiche, in denen die Ursachen teilweise begründet sein können, darstellen und dann das Vulnerabilität-Stress-Modell erläutern, welches auf das Zusammenwirken verschiedener Faktoren eingeht.

Genetische Faktoren

Zahlreiche Familien-, Zwillings- und Adoptionsstudien haben gezeigt, dass genetische Faktoren eine wesentliche Rolle bei der Entstehung schizophrener Psychosen spielen. Diese Studien haben aber auch gezeigt, dass nicht nur ein einzelnes Gen für die Vererbung verantwortlich ist und es sich um eine polygene, multifaktorielle Vererbung handelt. (vgl. Deister u.a. 1998, S. 36) In Familien mit schizophrenen Angehörigen kommen schizophrene Psychosen gehäuft vor. So liegt das Erkrankungsrisiko von Kindern mit einem schizophrenen Elternteil bei 9-16 % und bei Kindern mit zwei schizophrenen Elternteilen bei 20-50 %. Bei Geschwistern gibt es ein Risiko von 6-12 % und bei Verwandten 2. und 3. Grades liegt das Risiko bei 1-3 %. (vgl. Finzen 2011, S. 137) Da das Erkrankungsrisiko der Bevölkerung bei 1 % liegt, wird hier schon deutlich, dass ein genetischer Faktor als Ursache für eine schizophrene Erkrankung eine Rolle spielen muss. Verdeutlicht wird dies auch an den Zwillingsstudien. Die Konkordanzrate, d.h. die parallele Erkrankungshäufikeit, bei zweieiigen Zwillingen entspricht der gleichen Rate von Geschwistern. Bei eineiigen Zwillingen allerdings liegt das Erkrankungsrisiko bei 40-60 %. (vgl. Finzen 2011, S. 137) Hier wird aber auch deutlich, dass die Schizophrenie nicht nur auf genetischen Faktoren beruhen kann. Da eineiige Zwillinge genetisch identisch sind, müsste die Konkordanzrate sonst nämlich 100 % betragen. Also sind noch andere Faktoren bei der Entstehung schizophrener Psychosen beteiligt.
Die Adoptionsstudie bestätigt ebenfalls die Theorie der Vererbung. Etwa 10% der Kinder, die von schizophren erkrankten Eltern zur Adoption frei gegeben wurden und somit bei gesunden Familien aufwuchsen, erkranken an einer schizophrenen Psychose. Dies entspricht dem Ergebnis, welches in den Familienstudien festgestellt wurde und bestätigt somit einen genetischen Einfluss. (vgl. Bondy 1997, S. 96)

Biologische Faktoren

Als mögliche Ursache für eine schizophrene Psychose könnte eine Veränderung der Hirnstruktur verantwortlich sein. Bei einigen Erkrankten zeigten sich Erweiterungen der Hirnventrikel, mit Liquor gefüllte Räume im Gehirn, Veränderungen im limbischen System, im

Temporallappen und andere Hirngebiete, die auf geringe Abbauprozesse in diesen Gebieten hinweisen. (vgl. Bondy 1997, S. 88) Wie es zu diesen Veränderungen im Gehirn kommt ist allerdings unklar. Eine Erklärung dafür könnte sein, dass es eine Folge von Komplikationen während der Schwangerschaft oder Geburt ist. Die vollständige Entwicklung des Gehirns ist erst nach der Geburt abgeschlossen, so dass es durch Komplikationen während der Schwangerschaft zu Entwicklungsstörungen kommen kann. (vgl. Bondy 1997, S. 89) Diese Veränderungen wurden jedoch nicht bei allen Betroffenen festgestellt, so dass es sich hierbei nicht um die Ursache von schizophrenen Psychosen handeln kann, sondern eher um einen Teilfaktor. Die Störungen der Entwicklung des Gehirns können die biologische Reifung und psychische Entwicklung beeinträchtigen und dadurch kann es zu einer erhöhten Verletzlichkeit der Betroffenen kommen. (vgl. Finzen 2011, S. 133)

Eine weitere Theorie zur möglichen Verursachung einer schizophrenen Psychose ist die Dopamin Hypothese. Dopamin ist ein Botenstoff (Neurotransmitter), der für die Übertragung der Nervenreize von Zelle zu Zelle im Gehirn verantwortlich ist. Davon gibt es zwar noch andere Botenstoffe, aber es wurde sich vor allem auf Dopamin konzentriert. Die Neuroleptika, die bei schizophrenen Psychosen eingesetzt werden, wirken, indem sie die Rezeptoren der Nervenzellen, welche den Reiz aufnehmen, blockieren. Die Hypothese geht davon aus, dass bei schizophrenen Psychosen eine zu hohe Dopaminkonzentration vorhanden ist. Diese Veränderung im Dopamin-Stoffwechsel ist sicherlich ein Auslöser von schizophrenen Symptomen, aber ob dies auch die Ursache einer schizophrenen Erkrankung ist, ist nicht bewiesen. (vgl. Finzen 2011, S. 135)

Psychosoziale Faktoren

Es wurde viele psychosoziale Theorien zur Entstehung der Schizophrenie entwickelt und auch wieder verworfen. Nur wenige konnten empirisch geprüft werden. Untersucht wurden unter anderem Verhaltensaspekte der Eltern und die innerfamiliäre Situation. Aber auch in diesem Bereich konnten keine Faktoren nachgewiesen werden, die eindeutig ursächlich für die Erkrankung sind. (vgl. Deister u.a. 1998, S. 43)

Lange Zeit gingen Theoretiker davon aus, dass Familienbeziehungen ein entscheidender Faktor für die Entstehung einer schizophrenen Psychose sind. Der Schwerpunkt dieser Untersuchung lag auf der Mutter-Kind-Beziehung. Es wurde das Konzept der „schizophrenogenen Mutter" vertreten. Die Mutter war hierbei kalt, dominant, zurückweisend und unzugänglich für Gefühle anderer. Dem Kind blieb also kein anderer Ausweg, außer schizophren zu werden. Ein anderes Konzept der Mutter-Kind-Beziehung ist die „Double-bind-Theorie". Das Kind kann hier bei einer Auseinandersetzung mit der Mutter niemals Recht behalten. Da der Vater hilflos daneben steht, verhalte auch das Kind sich hilflos und fühlt sich innerlich wütend und verbittert. Auf diese Lage reagiert das Kind mit dem Rückzug in eine Psychose. Diese Ansätze sind allerdings verworfen worden. (vgl. Deister u.a. 1998, S. 44) Nachgewiesen wurde aber, dass gute Familienbeziehungen auch den Verlauf und die Prognose einer schizophrenen Psychose begünstigen (vgl. Finzen 2011, S. 127).

Ein anderer Ansatz für psychosoziale Ursachen ist die Etikettentheorie. Ein zugeschriebenes Etikett soll demnach die Art und Weise beeinflussen, wie sich der Betroffene verhält, nämlich nach den Vorstellungen von psychischen Krankheiten (vgl. Deister u.a. 1998, S. 45). Obwohl sich diese Theorie nicht erwiesen hat, ist sie für den weiteren Verlauf der Krankheit von großer Bedeutung (vgl. Finzen 2011, S. 124). Ein weiterer Ansatz untersuchte den gesellschaftlichen Einfluss auf das Erkrankungsrisiko. Man war der Überzeugung, dass die Ursache der Schizophrenie in der sozialen Benachteiligung liegt. Die Untersuchung ergab, dass das Erkrankungsrisiko in der untersten Schicht der Gesellschaft dreimal höher war als in der obersten Schicht. (vgl. Deister u.a. 1998, S. 45) Nachgewiesen wurde hierbei aber nur, dass die Schichtzugehörigkeit über den Zeitpunkt und die Art der Behandlung, sowie den Verlauf und die Prognose der Krankheit mitbestimmen (vgl. Finzen 2011, S. 125).

Eine weitere Theorie ist der „Life-Event"-Ansatz. Untersucht wurde hierbei die Bedeutung lebensverändernder Ereignisse für die Auslösung schizophrener Erkrankungen. Solche Ereignisse könnten sein: körperliche Anstrengung, Überforderung, Ortsveränderungen wie ein Umzug, Veränderungen in zwischenmenschlichen Beziehungen wie zum Beispiel der Verlust einer vertrauten Person, Übergangs-, Ablösungs- und Trennungssituationen. (vgl. Finzen 2011, S. 126) Dies sind alles sehr stressige Situationen und können bei einem besonders verletzlichen Menschen das Erkrankungsrisiko erhöhen. Die Ereignisse sind aber nicht Ursache einer schizophrenen Erkrankung, sie sind eher ein Krankheitsanlass. (vgl. Finzen 2011, S. 127)

Vulnerabilitäts-Stress-Modell

Das Vulnerabilitäts-Stress-Modell integriert verschiedene Faktoren, die zur Entstehung einer schizophrenen Psychose beitragen. Im Mittelpunkt steht eine erhöhte Vulnerabilität (Verletzbarkeit) eines Menschen im Sinne einer Verminderung der Anpassungsfähigkeit gegenüber bestimmten Belastungen (Stressoren). (vgl. Hell u.a. 2007, S. 107) Unter Vulnerabilität versteht man „jene den Menschen kennzeichnende Eigenschaft, die sich unter bestimmten provozierenden oder auslösenden Umständen in der Entwicklung einer Krankheitsepisode manifestiert" (Finzen 2011, S. 143). Schizophren Erkrankte reagieren also empfindsamer auf äußere und innere Belastungen als gesunde Menschen. Grundlage der Vulnerabilität können genetische oder biologische Faktoren sein. Wird ein Mensch, der eine erhöhte Verletzbarkeit aufweist, nun mit psychosozialen Belastungen in Verbindung mit Stress, wie ein dramatisches Lebensereignis, konfrontiert, kann es zum Ausbruch einer schizophrenen Psychose kommen. Dabei übersteigt die entsprechende Belastung die Bewältigungsmöglichkeiten des Betroffenen. (vgl. Finzen 2011, S. 143) Das Modell zeigt, dass nicht ein einzelner Faktor ursächlich für eine Psychose aus dem schizophrenen Formenkreis ist, sondern dass schizophrene Symptome bei einem Menschen mit hoher Vulnerabilität durch das Zusammenwirken genetischer, biologischer und psychosozialer Faktoren ausgelöst werden können. (Abb. 3)

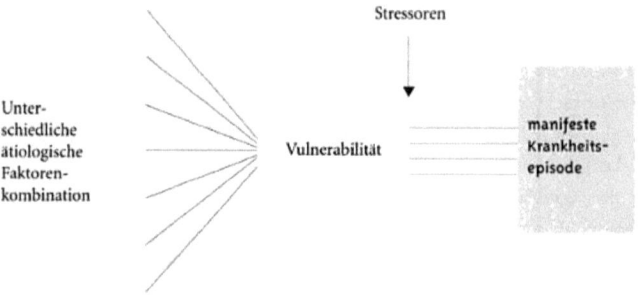

Abb. 3 Vulnerabilitäts-Stress-Modell von Zubin und Spring 1977 (Brenner u.a. 2008, S. 21)

Verlauf

Der Verlauf einer schizophrenen Psychose ist bei jedem Menschen unterschiedlich. Er ist so vielfältig wie sein Erscheinungsbild.

Laut ICD-10 kann der Verlauf mit der 5. Stelle klassifiziert werden:

- F20.x0 kontinuierlich
- F20.x1 episodisch, mit zunehmendem Residuum
- F20.x2 episodisch, mit stabilem Residuum
- F20.x3 episodisch, remittierend
- F20.x4 unvollständige Remission
- F20.x5 vollständige Remission
- F20.x8 sonstige
- F20.x9 Beobachtungszeitraum weniger als ein Jahr (ICD-10; Dilling u.a. 2005, S. 106)

Ein episodischer Verlauf ist durch schizophrene Episoden geprägt, welche im Wechsel mit symptomfreien Intervallen auftreten. Diese Episoden können wenige Wochen bis einige Monate andauern und können auch wieder völlig abheilen. Bei einem chronischen Verlauf bleiben die Krankheitszeichen andauernd bestehen. (vgl. Hell u.a. 2007, S. 104)

Trotz der Individualität der einzelnen Krankheitsverläufe gibt es bestimmte Merkmale und Gesetzmäßigkeiten, welche miteinander übereinstimmen. (vgl. Deister u.a. 1998, S. 107)

Im Folgenden werde ich die einzelnen Krankheitsphasen etwas näher erläutern.

Prodromalphase

„Der Krankheitsbeginn kann entweder akut mit einem plötzlichen Ausbruch von Symptomen oder schleichend mit sich langsam über Monate bis Jahre entwickelnden Krankheitszeichen erfolgen" (Hell u.a. 2007, S. 103).

Die Prodromalphase geht der akuten Phase voraus und ist auch schon durch psychische Beschwerden gekennzeichnet. Diese kann man allerdings noch nicht eindeutig einer psychischen Erkrankung zuordnen. (vgl. Klingberg u.a. 2005, S. 18) Diese Phase kann mehrere Jahre andauern. Der psychische Zustand und die soziale Situation des Betroffenen verschlechtern sich zunehmend. Er verhält sich merkwürdig, nicht mehr so wie die Angehörigen es von ihm gewohnt sind. Die Aufgaben im Beruf, Partnerschaft und Familie lassen sich nicht mehr erfüllen. Diese Phase ist aber so schleichend, dass sie kaum als Krankheit erkannt wird. Auch der Betroffene selbst kommt sich nicht krank vor. Es ist eher so, als wäre er gestresst. Die Symptome der Prodromalphase sind unspezifisch, da sie keiner bestimmten psychischen Krankheit zugeordnet werden können. Gekennzeichnet ist diese Phase durch Reizbarkeit, Niedergeschlagenheit, Interessenverlust, Angst, Rückzug aus der sozialen Umwelt, starke innere Anspannung, Misstrauen u.Ä. (vgl. Klingberg u.a. 2005, S. 21) Der Kranke leidet unter einem spezifischen Druck, einem inneren Spannungszustand – dem Trema (vgl. Finzen 2011, S. 93). Es dauert normalerweise ein Jahr oder länger, bis sich der Betroffene in eine Behandlung begibt (vgl. Klingberg u.a. 2005, S. 21).

Akute Phase

In der akuten Phase bricht die Psychose aus. Die Erkrankung wird nun deutlich und die Symptome, welche im Kapitel 4 beschrieben wurden, treten hervor und sind nicht zu übersehen. In dieser Phase kommt es meist zur stationären Aufnahme des Betroffenen. (vgl. Klingberg u.a. 2005, S. 22)

Residualphase

In der Residualphase klingt die akute Phase ab. Häufig tut sie dies aber nicht vollständig. Oft bleibt ein Rest an Symptomen bestehen. Zwar verschwinden bei den meisten Betroffenen die Positivsymptome, aber dafür treten dann häufig die Negativsymptome in den Vordergrund. Kennzeichnend hierfür sind die Verminderung des Antriebes und die Beeinträchtigung des Willens. (vgl. Finzen 2011, S. 102)

In dieser Phase sind die Betroffenen sehr sensibel und jede Belastung kann zu einem Wiederauftreten der Positivsymptome führen (vgl. Klingberg u.a. 2005, S.28).

Prognose

Ungefähr ein Drittel der Erkrankten überwinden die Psychose und werden wieder ganz gesund. Bei zwei Drittel der Betroffenen ist allerdings mit einem Rückfall zu rechnen. (vgl. Finzen 2011, S. 103) „Er kann, wie die erste Episode, rasch wieder abklingen, sich über lange Zeit hinziehen oder in einen chronisch-rezidivierenden Verlauf übergehen" (Finzen 2011, S. 103). Rückfälle können nach Jahren der Stabilität wieder auftreten und werden meist durch große Belastungen ausgelöst (vgl. Klingberg u.a. 2005, S. 29). Bei den meisten Betroffenen ist der Verlauf günstig. Laut einer Langzeitstudie ist die häufigste Verlaufsform mit 40 % durch eine oder mehrere akute Episoden gekennzeichnet, die wieder völlig abheilen. Bei ebenfalls etwa 40 % aller Fälle kommt es zu wellenförmig verlaufenden mittelschweren oder leicht chronischen Psychosen. Nur in 8 % aller Fälle tritt der Verlauf auf, welcher zu einer schweren chronischen Psychose führt. (vgl. Finzen 2011, S. 104) Die Langzeitverläufe sind bei jedem unterschiedlich und kaum vorherzusehen. Allerdings können die richtigen Behandlungsmaßnahmen die Chance für einen günstigen Verlauf deutlich erhöhen. (vgl. Klingberg u.a. 2005, S. 35)

Therapiemöglichkeiten

Schizophrenien sind nicht ursächlich heilbar. Da man nicht genau weiß, was die Ursache ist, kann man diese nicht beheben. Allerdings kann man mit verschiedenen Therapiemöglichkeiten die Symptome unterdrücken und somit behandeln. Der Betroffene kann dann weitestgehend ein normales Leben führen. (vgl. Bondy 1997, S. 99) Um dies zu erreichen, reicht eine einseitige Behandlung nicht aus. Es bedarf einer Kombination aus Medikamentenbehandlung, Psycho- und Soziotherapie. Diese Therapieformen werde ich im Folgenden näher erläutern.

Medikamentöse Therapie

Eine Behandlung mit Medikamenten ist die wichtigste Therapieform der Schizophrenie (vgl. Bondy 1997, S. 102). Hier kommen vor allem Neuroleptika, sogenannte Antipsychotika, zum Einsatz. Es wurde wissenschaftlich bewiesen, dass Neuroleptika die Symptome psychischer Episoden reduzieren oder ganz unterdrücken. (vgl. Klingberg u.a. 2005, S. 72) Dadurch wird in den meisten Fällen eine stationäre Behandlung überflüssig oder nur sehr kurz notwendig (vgl. Bondy 1997, S. 102). Die Betroffenen sind besser in der Lage, ihre Situation zu überschauen, die Wirklichkeit einzuschätzen und ihre Gedanken zu ordnen. Halluzinationen und Wahnvor- stellungen klingen ab und die Betroffenen können sich wieder besser konzentrieren. Die Antipsychotika haben aber auch eine beruhigende Wirkung. So werden die Ängste und Übererregungen gemildert und der Betroffene kann sich entspannen. (vgl. Klingberg u.a. 2005, S. 72) Es kann bis zu zwei Wochen dauern, bis Neuroleptika wirken und es zu einer Besserung der Symptome kommt. In ungünstigen Fällen wird es auch notwendig, die Medikamente zu wechseln, da nicht jeder Betroffene auf jedes Antipsychotika reagiert. Es braucht Geduld, dass richtige Medikament zu finden. (vgl. Bondy 1997, S. 104) Wie viele Medikamente haben auch Antipsychotika unerwünschte Nebenwirkungen. Es können Bewegungsstörungen, Schwindel, Schwitzen, Appetitsteigerung, Müdigkeit, Lichtempfind- lichkeit, Herzrhythmusstörungen u. a. auftreten. (vgl. Klingberg u.a. 2005, S. 74) Manche

Nebenwirkungen verschwinden nach den ersten Einnahmewochen wieder. Bei starken Nebenwirkungen kann man unter Absprache mit dem Arzt auch das Präparat wechseln. (vgl. Klingberg u.a. 2005, S. 75)

Antipsychotika helfen die psychische Stabilität wiederzuerlangen und die Belastbarkeit der Betroffenen wieder zu erhöhen (vgl. Klingberg u.a. 2005, S.73). Neuroleptika sind also nicht nur für die Akutphase von Bedeutung. Eine Langzeitbehandlung reduziert erheblich das Rückfallrisiko. (vgl. Bondy 1997, S. 105)

Psychotherapie

Psychotherapie bedeutet „die Behandlung eines Kranken durch die unmittelbare Einwirkung auf seine Psyche" (Bondy 1997, S.107). Dabei geht es vor allem um eine Hilfestellung bei der Bewältigung von Problemen (vgl. Bondy 1997, S. 107). Die Psychotherapie soll das Selbstwertgefühl, das seelische Gleichgewicht und den Umgang mit belastenden Situationen stärken (vgl. Hell u.a. 2007, S. 113). Die Therapie hilft dem Betroffenen bei der Bewältigung des Krankheitserlebens, der Krankheitserfahrung und -folgen. Während der Therapie, wird dem Betroffenen geholfen seine individuelle Verletzlichkeit zu erkunden und nach Möglichkeiten zu suchen, wie er mit dieser umgehen soll. (vgl. Finzen 2011, S. 147)

Bei all diesen Prozessen steht der Therapeut dem Betroffenen unterstützend und begleitend zur Seite. „Auf Therapeutenseite ist es besonders wichtig, Verlässlichkeit, klare Absprachen bzw. Klarheit der Äußerungen zu gewährleisten. Widersprüchlichkeiten, sowie schweigsames, abstinentes Verhalten (…) sind zu vermeiden, da dies den Patienten verunsichern und unter Umständen projektive und wahnhafte Tendenzen fördern kann." (Hell u.a. 2007, S.114) Der Behandlungsplan sollte auf die Bedürfnisse, Neigungen und Fähigkeiten des Betroffenen abgestimmt, sowie mit ihm abgesprochen werden (vgl. Hell u.a. 2007, S. 114). Die Psychotherapie wird in der akuten Phase begleitend angewendet. Sie ist vor allem Unterstützung, Führung und Ermutigung. Nach Abklingen der akuten Symptome nimmt die Psychotherapie einen führenden Platz ein und die Medikamentenbehandlung wird dann begleitend eingesetzt. (vgl. Finzen 2011, S. 1046) In Kombination mit der medikamentösen Behandlung, kann die Psychotherapie erhebliche Vorteile für den Betroffenen mit sich bringen (vgl. Bondy 1997, S:109).

Soziotherapie

Soziale Probleme sind bei einer Psychose aus dem schizophrenen Formenkreis sehr bedeutend, da sie einerseits aus der Erkrankung resultieren, aber anderseits auch deren Verlauf beeinflussen und die Lebensqualität der Betroffenen mindern. (vgl. Bondy 1997, S. 110). Die Soziotherapie bietet vielfältige Maßnahmen sozialer Unterstützung, Rehabilitation, Trainingsverfahren, Selbsthilfe, Arbeits- und Beschäftigungstherapie und Hilfe bei der Gestaltung freier Zeit zur Teilhabe am gesellschaftlichen Leben an (vgl. Finzen 2011, S. 146). Nach einem stationären Aufenthalt, müssen die Betroffenen, die einfachsten Dinge erst wieder erlernen, z. B. Einkaufen oder Aufräumen. (vgl. Bondy 1997, S. 110) Sie müssen ihre Zeit wieder selbständig strukturieren, arbeiten, sich versorgen können und am gesellschaftlichen Leben teilhaben. Viele

werden dabei mit psychischen Belastungen konfrontiert, wie zum Beispiel die Arbeitsplatz-
suche. Auch die Wiedereingliederung in die Familie ist für die Betroffenen schwer. Hier müssen
früh rehabilitative Angebote greifen, um einen Rückfall zu vermeiden. (vgl. Bondy 1997, S.
111) Sie hilft, dass sich die Betroffenen wieder an die Anforderungen des Alltags und des Zu-
sammenlebens gewöhnen (vgl. Bondy 1997, S. 110). Diese Form der Therapie entscheidet
neben der Psycho- und Medikamententherapie über den langfristigen Verlauf und den Ausgang
der Psychose. (vgl. Finzen 2011, S. 147)

Fazit

Abschließend kann man sagen, dass die Schizophrenie eine ernst zu nehmende und
nicht nur vereinzelt auftretende Krankheit ist. Durch das Krankheitsbild entstehen zum
Teil massive Schwierigkeiten in alltäglichen Abläufen für die Betroffenen. Die Erkrankung ist sehr komplex. Sie hat viele verschiedene Symptome und kann sehr unterschiedlich verlaufen. Bis heute ist die Ursache der Krankheit nicht bekannt. Klar ist
allerdings, dass sie durch verschiedene Faktoren ausgelöst werden kann. Dennoch gibt
es viele Möglichkeiten, die Erkrankung zu behandeln. Sie ist nicht unheilbar.

Für mich persönlich war die Auseinandersetzung mit dem Thema der Schizophrenie sehr inte-
ressant und spannend zugleich. Da ich bewusst keinen speziellen Fokus gesetzt habe, konnte ich
mir einen guten Überblick über die Erkrankung erschaffen. Man könnte die einzelnen Aspekte
noch viel genauer und ausführlicher beschreiben. Allein die Symptome sind so vielfältig. Die
Erkrankung verläuft nie bei zwei Menschen identisch. Die Ausprägung der Symptome und der
Verlauf sind jedes Mal anders. Auch bei der Untersuchung der Ursachen gibt es noch zahlreiche
andere Forschungen. Das breite Spektrum der Krankheit konnte allerdings in dieser Arbeit nicht
dargestellt werden, da diese nur einen Überblick geben soll.

Quellenverzeichnis

Bleuler, Eugen: Lehrbuch der Psychiatrie. neubearbeitet von Manfred Bleuler. 12. Auflage. Berlin, Heidelberg, New York: Springer Verlag 1972.

Bondy, Brigitta: Was ist Schizophrenie?. Ursachen, Verlauf, Behandlung. 2., unveränderte Auflage. München: Beck Verlag 1997.

Deister, Arno; Möller, Hans-Jürgen: Schizophrenie und verwandte Psychosen. Ein Kompendium für Ärzte und Studierende. Stuttgart: Wissenschaftliche Verlagsgesellschaft 1998.

Dilling, H.; Mombour, W.; Schmidt, M.H. (Hrsg.): Weltgesundheitsorganisation. Internationale Klassifikation psychischer Störungen. ICD-10 Kapitel V (F). Klinisch-diagnostische Leitlinien. 5., durchgesehene und ergänzte Auflage. Bern: Hans Huber Verlag 2005.

Dilling, Horst; Arolt, Volker; Reimer, Christian: Basiswissen Psychiatrie und Psychotherapie. 4.Auflage. Berlin, Heidelberg: Springer Verlag 2001.

Finzen, Asmus: Schizophrenie. Die Krankheit verstehen, behandeln, bewältigen. 1. Auflage. Bonn: Psychiatrie Verlag GmbH 2011

Fröhlich-Gildhoff, Klaus: Schizophrenie. In: Deutscher Verein für öffentliche und private Fürsorge e.V. (Hrsg.): Fachlexikon der sozialen Arbeit. 7. Auflage. Baden-Baden: Nomos Verlag 2011.

Hell, Daniel u. a.: Kurzes Lehrbuch der Psychiatrie. Das Basiswissen mit Repetitoriumsfragen. 2., vollständig überarbeitete und ergänzte Auflage. Bern: Hans Huber Verlag 2007.

Klingberg, Stefan; Mayenberger, Michael; Blaumann, Gabriele: Schizophren?. Orientierung für Betroffene und Angehörige. 1. Auflage. Weinheim, Basel: Beltz Verlag 2005.

Roder, Volker; Brenner, Hans; Kienzle, Norbert: integriertes psychologisches Therapieprogramm bei schizophren Erkrankten. 6., überarbeitete Auflage, Weinheim, Basel: Beltz Verlag 2008.

Vetter, Brigitte: Psychiatrie. Ein systematisches Lehrbuch. 7. Auflage. Stuttgart: Schattauer Verlag 2007.